10 ALIMENTOS QUE CAMBIARÁN TU VIDA

INCLUYE 20 RECETAS
TRUCOS Y CONSEJOS

RUBÉN GONZÁLEZ – ADRIÁN DEL ARCO

«La comida que comes puede ser la más poderosa forma de medicina o la forma más lenta de veneno.» Ann Wigmore.

ÍNDICE DE CONTENIDOS

¿POR QUÉ ESCRIBO ESTE LIBRO?

Día tras día nos tratan de vender productos innecesarios ensalzados con propiedades que parecen mágicas según lo venden en la TV:

- "L-CASEI, ayuda a tus defensas."
- "Nueva leche, con calcio añadido de forma natural para unos huesos de hierro."
- "Con nuestra fórmula mágica, reduce tu colesterol en tan sólo 3 semanas."

La realidad, es que en muchas de esas ocasiones esos productos no hacen lo que prometen, y si lo hacen es de una forma muy limitada y específica que no es realmente útil a tu cuerpo. Sin embargo, hay productos naturales que no sólo tienen esas mismas propiedades, sino que además las tienen mucho más potentes y que funcionan de verdad. Pero eso, no te lo van a anunciar en la TV, eso te toca investigarlo por tu cuenta.

Cada día se te presenta la opción de comer alimentos de calidad, alimentos repletos de nutrientes que nos aportan vitalidad, alimentos baratos y fácil de encontrar. Y sin embargo, ¿Qué sucede? Que muy poca gente compra estos productos habitualmente, debido principalmente a desinformación.

Cuando la mayoría de la gente escucha la palabra "sardina", lo que viene a su mente es la imagen de un pez pequeño, barato, y "de pobres". La sardina es el pescado de los pobres se suele decir. ¿Pero sabes qué es además de eso? Es el mejor pescado que puedes consumir, o como poco, uno de los mejores. Y será por ello también uno de tus mejores aliados hacía una salud óptima y un cuerpo lleno de vitalidad. ¿Has visto alguna vez anunciado eso en TV? Yo diría que no.

¿POR QUÉ DEBERÍAS LEER ESTE LIBRO?

En este libro se presentan 10 alimentos fáciles de conseguir, con unas propiedades casi increíbles, y que puedes añadir a diario a tu dieta desde ya. No te va a costar nada.

Los llamamos alimentos, pero deberían llamarse superalimentos por su asombroso poder nutritivo y sus propiedades.

Con este libro aprenderás porqué es importante cada uno de estos alimentos, dónde los puedes encontrar, cómo los puedes conseguir, y además dos sabrosas recetas para cada uno de ellos.

Puede que estés pensando...

- Vale, igual son buenos alimentos, pero no creo que vayan a cambiar mi vida.

Y yo te digo, pruébalo, consume estos alimentos regularmente, muchos de ellos a diario, y entonces hablamos. Yo estoy seguro de que tu salud mejorará, y tu vida cambiará con ello. Tendrás más vitalidad, te sentirás menos cansado, y seguramente mejore algún síntoma crónico que tengas. Todo ello te hará ser más optimista, sentirte vivo y con ganas de disfrutar de cada momento. ¿Vas a probarlo? Está en tus manos.

1. SARDINAS

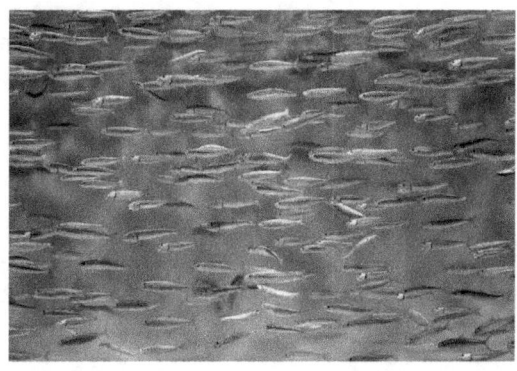

Al hablar de sardina nos estamos refiriendo a la sardina común (Sardina pilchardus) una especie de pez clupeiforme de la familia Clupeidae. Está estrechamente emparentada con las anchoas y arenques.

La sardina es un pez azul, por su cantidad de grasa, y viven unos 8 años de media llegando a medir hasta 25 centímetros.

OTROS ALIMENTOS CON BENEFICIOS
SIMILARES: Arenques, boquerones, anchoas, caballa...

¿POR QUÉ SARDINAS?

Las sardinas contienen Omega 3, por lo que ayudan a disminuir los niveles de colesterol y triglicéridos de manera saludable.

Pese a que muchos otros tipos de pescado contienen también mucha cantidad de Omega 3, las sardinas en concreto poseen varias ventajas:

Las sardinas es un alimento muy barato y muy fácil de conseguir.

No son criadas en piscifactoría, si no que se encuentran en estado salvaje.

Al ser un pez pequeño y de no mucha vida no llega a acumular tanto Mercurio como otros pescados más grandes y longevos: Salmón, Atún etc.

Debido al contenido de Omega3, el consumo regular de sardinas logra disminuir el riesgo de arterosclerosis y trombosis por que incrementa la fluidez de la sangre en nuestras venas.

También son importantes ya que permiten una mejor absorción de los nutrientes energéticos (hidratos de carbono, grasas y proteínas) porque contienen vitaminas B.

Dicho esto, estas vitaminas B, intervienen en la formación de glóbulos rojos, la síntesis de material genético y la producción de hormonas sexuales por lo que se hace evidente el papel tan importante que tiene en nuestro organismo el consumo de este tipo de proteína.

Es ideal consumirlas para el crecimiento y reparación de las mucosas, de la piel y de distintos tejidos del cuerpo porque contienen vitamina A, contribuyendo así al mantenimiento de estas mejoras en nosotros.

Participan en el crecimiento óseo, en la producción de enzimas en el hígado y de hormonas suprarrenales.

Aumenta la absorción de calcio por parte de nuestros huesos. A la vez que regula el nivel de calcio en la sangre gracias a su contenido de vitamina D.

Ayuda al desarrollo del sistema nervioso, a mejorar nuestra visión nocturna y aumenta la resistencia frente a las infecciones que podamos sufrir del ambiente.

El fósforo que contiene este tipo de pescado, participa en diferentes funciones de nuestro sistema nervioso y de nuestra energía muscular porque participa directamente en los procesos de obtención de energía.

Se puede lograr un correcto funcionamiento del intestino, los nervios y músculo porque contiene magnesio.

En el caso de mujeres embarazadas o con intención de hacerlo, el consumo de sardinas contribuye al buen funcionamiento de la glándula tiroides que regula numerosas funciones metabólicas, así como el crecimiento del feto (en casos de embarazo) y el desarrollo de su cerebro porque contiene yodo.

¿CÓMO COMPRARLAS Y CONSUMIRLAS?

Prioriza las sardinas en estado natural que venden en pescaderías. Si no encontramos sardinas también podemos ir a por un pez de similares características: arenques, boquerones, anchoas, caballa...

Para cocinarlas, yo te recomiendo que las cocines al vapor con una vaporera, con un robot de cocina, una máquina de freír sin aceite tipo "Airfrier". Obviamente podemos usar métodos tradicionales como la plancha, que personalmente no me gusta por el fuerte olor que sueltan las sardinas y que impregnan toda la casa. También puedes recurrir al horno, donde salen buenísimas, aunque en este caso se trata de recetas más elaboradas, o al menos, que llevan más tiempo. Freír lo descartamos directamente por no ser una opción saludable.

Si no te es posible comprarlas naturales, o no tienes tiempo para cocinar, compra sardinas enlatadas bañadas en aceite de oliva virgen extra. Si no lo encuentras, con que sea de oliva será suficiente. También puede ser con salsa de tomate, cuidando siempre que los ingredientes de esta sean sanos y naturales, es decir, fíjate que lleve aceite de oliva, y no de girasol, y que no contenga conservantes etc.

Se pueden consumir solas, tanto en el desayuno, como en la comida o cena ya que su alto valor proteínico es especialmente beneficioso para nuestro cuerpo en cualquier momento del día.

Se pueden comer troceadas formando parte de ensaladas de lechuga, con tomate, huevo cocido y un aderezo de aceite de oliva.

O bien puedes servirlas y consumirlas en un plato con un poco de limón.

Incluso es una opción consumirlas directamente de la lata de conservas para los días que no tengamos mucho tiempo.

RECETAS

SARDINAS AL HORNO

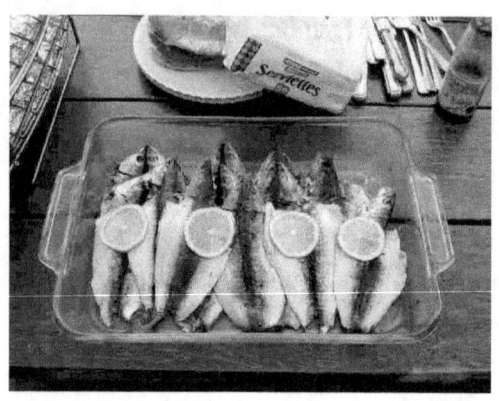

Necesitaremos 8 sardinas limpias y sin espinas, 2 patatas pequeñas, una cebolla, sal, aceite de oliva, un diente de ajo y perejil en polvo.

- Primero cortamos las patatas en rodajas y las cebollas en tiras.
- Las ponemos en una fuente para hornearlas.
- Echamos sal con una cucharada de aceite por encima y horneamos durante media hora a 215 grados.
- Importante que el horno ya esté precalentado.
- Después freímos en una sartén el ajo picado y el perejil hasta que el ajo esté dorado.
- Colocamos las sardinas encima de las patatas y vertemos el aceite del sofrito.
- Dejamos las sardinas al horno durante 6 minutos más.

Sardinas Guisadas

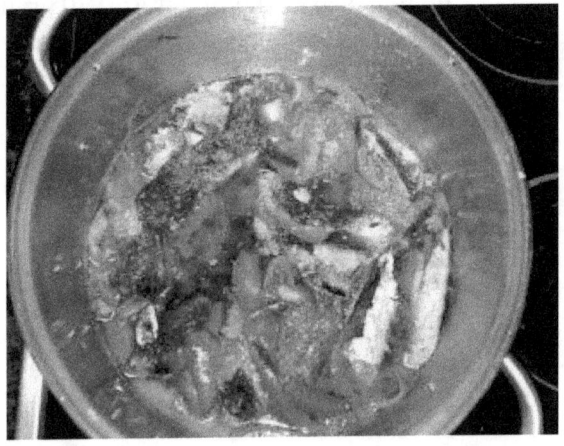

Esta cantidad es para dos personas, medio kilo de sardinas, 2 tomates, 1 pimiento verde, 1 cebolla, aceite 1 diente de ajo, sal y perejil.

- Limpiar las sardinas quitándoles las espinas, tripa y cabeza. Dejarlas abiertas en forma de abanico y sazonarlas.
- Picamos la cebolla, el ajo, los pimientos y el tomate.
- En una cazuela con un chorro de aceite rehogamos toda la verdura picada. Cuando esté bien pochada, retiramos del fuego.
- En una cazuela de horno ponemos una fina capa de verdura rehogada. Encima, haciendo una vuelta, las sardinas abiertas.
- Cubrimos las sardinas con los restos de la verdura pochada.

- Ponemos por encima una cucharada de aceite y metemos al horno caliente a 180 grados durante 10 minutos.

BIBLIOGRAFÍA DE INTERÉS

http://www.sciencedirect.com/science/article/pii/S0735109709017094

http://www.magrama.gob.es/es/pesca/temas/mercados-economia-pesquera/02_FICHA_SARDINA_tcm7-329611.pdf

http://www.fen.org.es/imgPublicaciones/36-Las%20sardinas%20enlatadas.pdf

2. AGUACATE

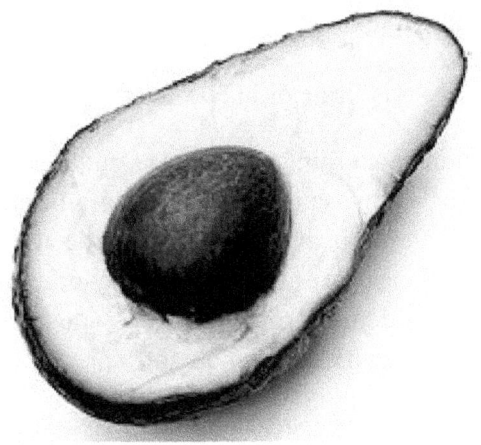

El aguacate procede de un árbol que se encuentra principalmente en México, El Salvador, Perú y Guatemala. Este árbol se denomina Persea americana.

Es un gran alimento y muy completo debido a sus componentes nutricionales, ya que están repartidos de manera equitativa. Posee un alto contenido en aceites vegetales, que aportan múltiples beneficios al organismo. También es un potente antioxidante.

¿POR QUÉ AGUACATE?

El aguacate contiene un tipo de ácido graso monoinsaturado que es rico en ácido oleico. Este ácido promueve en nuestro organismo una serie de reacciones que ayudan a controlar adecuadamente nuestros niveles de colesterol. Debido a que el omega 3 que contiene, reduce el colesterol "malo" de nuestro organismo.

Es rico en fibra, por lo que evita el estreñimiento.

Ayuda a tener un control más saludable sobre nuestro nivel de glucosa en la sangre. Que generalmente suele estar alterado, debido a la ingesta de alimentos con alto nivel de azúcares como la bollería industrial, cereales, zumos y demás productos procesados que se suelen encontrar en el supermercado a precios asequibles.

También contiene ácido fólico. Este es beneficioso para mujeres embarazadas porque cubre muy bien las necesidades nutritivas del feto.

Es antioxidante ya que contiene vitamina C.

Ayuda a mejorar la salud de los huesos al ser rico en vitamina D.

Su consumo regular mantiene en equilibrio nuestro sistema inmune además de mejorar nuestro sistema cognitivo y nuestro sistema nervioso debido a las vitaminas A, B-6, B-12, C, D, E y K.

El aguacate, gracias a la mejora que produce en nuestras funciones cognitivas es un alimento ideal para mayores y personas con Alzheimer por su ácidos grasos monoinsaturados. Ayuda a fortalecer los mecanismos que intervienen en la memoria.

Aparte de comerlo, puede usarse para crear mascarillas, cremas e hidratantes corporales.

Además de todo lo anterior, nos ayuda a estar saciados y a que evitemos comer entre horas.

¿CÓMO COMPRARLO Y CONSUMIRLO?

Lo puedes encontrar actualmente en cualquier supermercado o frutería. A veces se venden en packs de 4 y otras veces podrás escogerlos tú mismo. Recomiendo que los elijas un poco duros, y de color negro o algo verdosos. Si están muy blandos al tocarlos deséchalos. Escoge los que estén ligeramente blandos pero firmes.

El aguacate se puede consumir de muchas maneras. Puedes trocearlo y añadirlo en pequeños cubos en miniatura en ensaladas de lechuga, ensaladas de pasta con atún, o ensaladas camperas de patatas cocidas con su correspondiente aderezo en aceite y sal.

Puedes comerlo con cualquier tipo de carne. Puedes mezclarlo con ella y consumirlo sin problemas.

Realmente es un elemento esencial para el día a día. Es una fuente de grasas esencial y la inclusión de este alimento en tu alimentación diaria va a reportarte beneficios a corto plazo tanto físicos como cognitivos.

Otra opción de consumo es hacerlo pasta, y convertirlo en guacamole. Es ideal esta salsa para un montón de recetas, te animo que busques en Internet recetas con guacamole, más allá de lo típico de mojar los nachos.

RECETAS

Guacamole

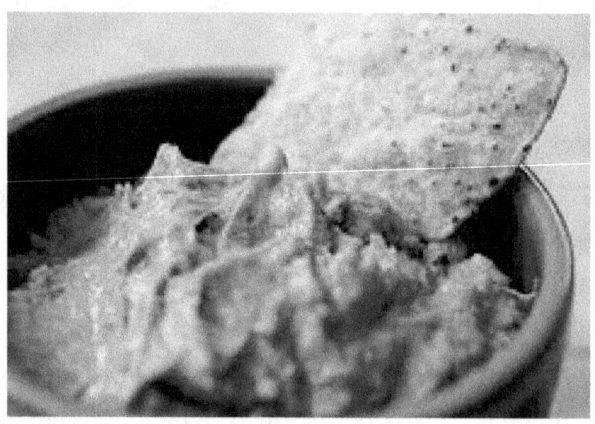

Es ideal para acompañar raciones de patatas, para untarlo en tostadas, para acompañarlo a carnes y a pescados.

- Para hacer esta salsa necesitaremos: dos aguacates, media cebolla grande, un tomate, medio limón o lima, hojas de cilantro y sal.
- Para empezar, pelamos los aguacates y les quitamos la pulpa interior que es la que nos va a servir para elaborar nuestra salsa.
- Acto seguido quitamos el hueso y trituramos la pulpa en una batidora.

- Tras esto picaremos la cebolla, las hojas de cilantro y el tomate.
- Bien picados, los echamos al aguacate batido y acto seguido añadimos todo el jugo que podamos sacar del limón o de la lima. Agregamos sal. Mezclar todo muy bien.

AGUACATE AL HORNO CON HUEVO

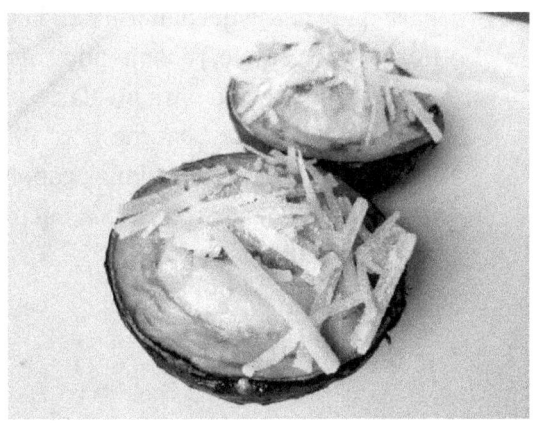

Para elaborar este delicioso plato, pensado para dos personas, necesitaremos, 2 aguacates, un huevo, un chorizo de unos 20 centímetros, 40 gramos de queso parmesano o el que se tenga en casa (en lonchas), aceite, sal y pimienta.

- Para empezar, salteamos el chorizo en rodaja dentro de una sartén hasta que esté un poco dorado.
- Tras esto, cortamos el aguacate por la mitad sin retirar su piel y retiramos el hueso.

- Así aprovechamos el espacio del hueso para insertar trozos de chorizo.
- Salamos el aguacate.
- Añadimos un poco de huevo batido en cada agujero hasta tapar el agujero por completo.
- Acto seguido poner las dos partes del aguacate en el horno y mantenerlo durante 15 minutos a 180 grados.
- Para que la base del aguacate en la bandeja del horno esté estable, recomiendo colocar papel de aluminio debajo para nivelarlo y evitar que el huevo batido se derrame.
- Por último, y esto es opcional, espolvorear un poco de queso parmesano por encima de cada trozo de aguacate.

BIBLIOGRAFÍA DE INTERÉS

http://www.miamidiario.com/salud/nutricion/nutricion/estudios/almuerzo/aguacate/saciedad/deseo-de-comer-entre-comidad/318623

http://www.avocadocentral.com/es/especialistas-en-nutricion/estudio-osu

3. AJO

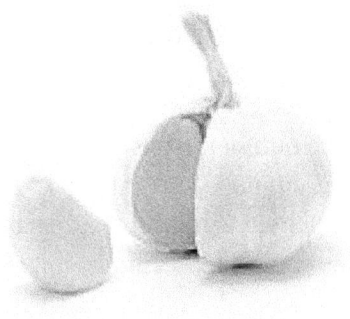

El ajo (allium savitum), es una hortaliza cuyo bulbo se emplea mucho en la comida mediterránea. Procede de una planta clasificada históricamente en la familia de las liliaceas. Es un gran saborizante de muchas comidas, pero lo que poca gente sabe es que en estado natural, el ajo puede producir en nosotros importantes mejoras.

<u>OTROS ALIMENTOS CON BENEFICIOS SIMILARES:</u> Ajo negro, es un ajo fermentado, en este estado multiplica la mayoría de los beneficios que aporta, y además no sabe nada fuerte y se puede comer solo fácilmente.

¿POR QUÉ AJO?

Se sabe que en algunas partes del planeta se utiliza como medicina. Es un eficaz antibiótico (se sabe que tiene efectos positivos en pacientes con sida o en enfermedades cardiacas ya que reduce el bloqueo de las arterias). Aparte de esto, el ajo reduce el colesterol y controla los daños que la arterioesclerosis crea en nuestro cuerpo con el paso de los años.

El ajo tiene un componente importante: <u>LA ALICINA</u>. Sólo se puede obtener esta si se consume crudo o machacado. Cuando lo cocinamos, la destruimos. Al cocerlo aún podemos aprovechar parte de sus propiedades como son la anticoagulación de la sangre y la rebaja de niveles de colesterol. Hablaremos de Adenosina cuando sea cocido, pero priorizaremos el estado machacado o crudo si no nos supone un problema consumirlo en este estado.

Aparte de lo citado, beneficia y fortalece el sistema inmune. Aumenta la vitalidad, la energía de nuestro cuerpo ya que nuestra sangre circula mucho mejor.

Tiene propiedades antibacteriales, antivirales y antimicóticos actuando contra hongos y bacterias de una forma eficaz.

Para personas con lesiones crónicas, o lesiones musculares, el ajo es perfecto ya que tiene propiedades desinflamatorias.

El ajo ayuda a incrementar el nivel de serotonina en nuestro cerebro, por lo que puede ser un componente alimenticio ideal para personas que estén pasando un momento estresante o depresivo.

Ayuda a desintoxicar el organismo de la ingesta de sustancias tóxicas como alcohol o el tabaco.

Protege el sistema digestivo. Por su acción antidiarreica y digestiva y reduce el riesgo de padecer cáncer de esófago y de estómago. Los problemas como la colitis y muchos otros trastornos intestinales pueden ser exitosamente tratados con ajo en capsulas.

Participa en la sanación de alergias, asma y a evitar bronquitis ya que posee una poderosa función antiséptica y expectorante.

Ayuda a incrementar el nivel de insulina, reduciendo así los niveles de azúcar en la sangre.

¿CÓMO COMPRARLO Y CONSUMIRLO?

Los encuentras en cualquier frutería o supermercado. Es un alimento muy accesible y no tendrás problemas para hacerte con ellos.

El ajo se puede consumir crudo y en polvo o seco. Las virtudes medicinales del ajo se pierden si se cocina.

Para aprovechar al cien por cien sus beneficios, recomiendo rayarlo o cortarlo en trozos muy finos y añadirlo a ensaladas, a sardinas, anchoas, incluso a una rodaja de pan con aceite de oliva. Si eres muy valiente lo puedes comer solo. Y si el sabor te resulta insoportable prueba el ajo negro.

RECETAS

SOPA DE AJO O CASTELLANA

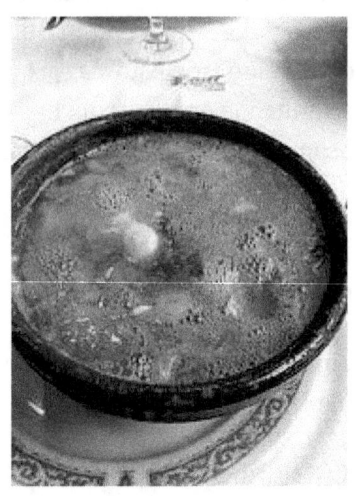

Necesitaremos unos 125 gramos de pan, cuatro huevos, seis dientes de ajo, una cucharada de pimentón, un litro de agua aceite de oliva y sal.

- Para hacer esta sopa, hay que pelar los ajos. Cortarlos en láminas finas y freírlos levemente en una cazuela con aceite y retirarlos.
- Acto seguido, en la misma cazuela, freír el pan cortado en dados.
- Incorporar los ajos y el pimentón y a los 30 segundos verter el litro de agua para que no se quemen.
- Quitaremos un poco del caldo y echaremos los huevos enteros cascándolos.

- Después, hervir un poco y servir muy caliente.

CHAMPIÑONES RELLENOS DE AJO

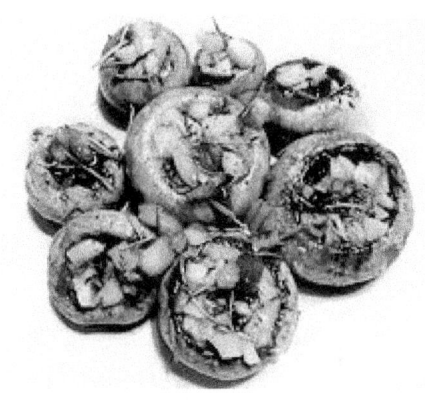

Necesitaremos 6 dientes de ajo, 12 champiñones grandes, medio limón, 4 cucharadas de pan rallado, 4 de perejil picado, media copa de coñac, aceite de oliva, sal y pimienta.

- Dejar el horno 200º mientras limpiamos los champiñones, rociarlos con jugo de limón para que no oxiden.
- Cortar el ajo y los pies de los champiñones en trozos pequeños.
- Sofreír el ajo en una sartén junto a los pies de los champiñones durante 5 minutos o hasta que estén dorados.
- Apagar el fuego y añadir el coñac.
- Añadir acto seguido el pan rallado y el perejil.
- Mezclar todo y rellenar los champiñones con la mezcla.

- Tras esto, usar una tabla de hornear y colocar los champiñones rellenos en el horno durante 12 minutos.

BIBLIOGRAFÍA DE INTERÉS

http://espanol.mercola.com/boletin-de-salud/beneficios-de-salud-del-ajo.aspx

http://scielo.isciii.es/scielo.php?pid=S0212-71992008000500010&script=sci_arttext

http://www.fundaciondelcorazon.com/corazon-facil/blog-impulso-vital/2399-el-ajo-mas-alla-de-su-sabor.html

4. BRÓCOLI

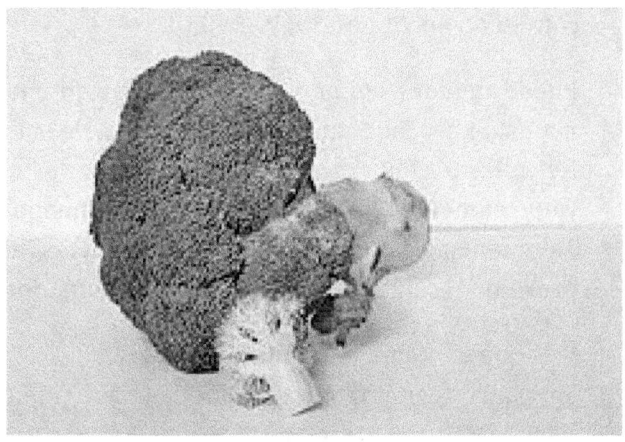

El brócoli es una planta de la familia de las brasicáceas. Otras variedades de la misma especie son el repollo, la coliflor o las coles de bruselas.

Es totalmente comestible, incluido su tallo, debido a su alto contenido en vitamina C, E y fibra alimentaria soluble.

Los productores más importantes de brócoli del mundo son por este orden los siguientes: China India, EEUU, España e Italia.

OTROS ALIMENTOS SIMILARES: Col, coliflor, repollo, berro...

¿POR QUÉ BRÓCOLI?

Como ya hemos mencionado, contiene un alto contenido en vitamina C y en fibra.

Puede ayudar a evitar el cáncer de colon, próstata y mama. El brócoli Impide la proliferación de la bacteria Helicobácter Pilori, causante de problemas estomacales y que aumenta el riesgo de cáncer de estómago. También hay estudios que afirman que ayuda a prevenir el cáncer de pulmón en los ex fumadores.

Y es que contiene múltiples nutrientes anticancerígenos como el diindolilmetano y selenio.

Es un modulador del sistema inmune ya que actúa en la actividad anti-viral, anti-bacteriana y anti- cancerígena.

Es ideal para los hombres por su alto contenido de zinc que permite el buen funcionamiento de la próstata.

Mejora la calidad del espermatozoide en los hombres, y el ácido fólico que contiene lo convierte en un alimento indispensable para mujeres embarazadas.

Gracias a la cantidad de hierro que contiene es ideal para personas con anemia y además el hecho de consumir media taza al día aumenta las defensas del organismo y evita la aparición de alergias frecuentes.

Para personas que sufren estreñimiento es un gran alimento, debido a su fibra y favorece la coagulación de la sangre gracias a la vitamina K.

Es aconsejable su consumo en diabéticos porque su consumo continuado revierte en parte los síntomas producidos por esta enfermedad.

También disminuye el riesgo de sufrir infartos o derrames cerebrales entre quienes lo consumen. Esto se debe a que tiene Sulforano, un componente que activa en el cuerpo la proteína Nrf2 que protege tejidos, células y en consecuencia, los vasos sanguíneos, gracias a las enciman antioxidantes que posee.

Existe una enfermedad genética que debilita la piel y hace que se quiebre por un golpe o con el solo hecho de rascarse. Puede afectar cualquier parte del cuerpo, pero especialmente manos, pies y talones. Se cree que en poco tiempo el Sulforafano, sustancia que emana el brócoli al calentarlo, y que ocasiona todos estos beneficios, será la cura para esta enfermedad.

Algunos de los componentes nutricionales del brócoli son: Betacaroteno (vitamina A) que fortalece la visión, la piel y el crecimiento del cabello; Vitamina B2, que protege las mucosas; Vitamina C que fortalece el sistema inmunológico y Fósforo, calcio y potasio.

¿CÓMO COMPRARLO Y CONSUMIRLO?

El brócoli es un vegetal muy accesible hoy en día. Se puede encontrar en cualquier frutería y en supermercados. Priorizaremos los de color verde oscuro, pero sin manchas negras, o pocas. Que esté oscuro puede significar que esté cerca de estropearse.

Antes de consumirlo recomiendo lavarlo en agua para poder eliminar los pesticidas que pueda tener.

A la hora de degustarlo, la mejor opción es hacerlo al vapor en una vaporera durante 15 minutos, aunque cocerlo durante 5 minutos también es una buena opción.

El brócoli puede ser un complemento perfecto. Puedes hacerlo al vapor e integrarlo a un plato de pescado o de carne. A la hora de comerlo, échale un poco de aceite de oliva por encima y sal al gusto.

Puede formar parte de ensaladas, incluso puede ser una muy buena opción licuarlo. Si dispones de licuadora o batidora, licuar el brócoli junto a otros vegetales como la zanahoria y el apio puede ayudarte a tomar un gran alimento nutritivo con muy poco esfuerzo.

RECETAS

TORTITAS DE BRÓCOLI

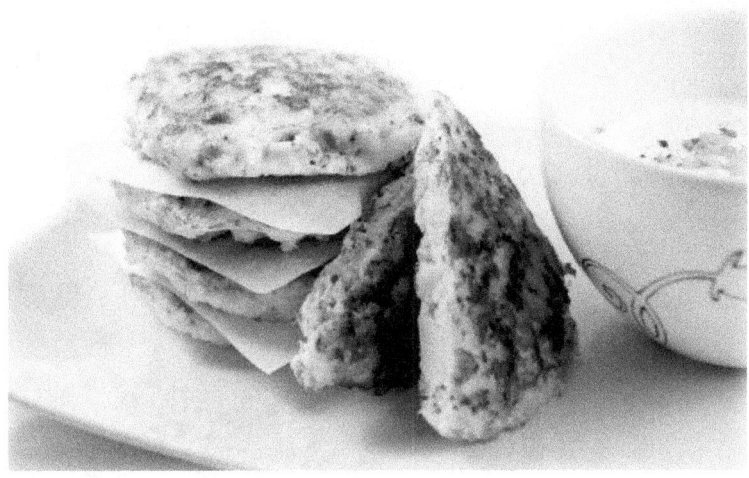

Para hacer este exquisito plato vamos a necesitar, sal, aceite, 250 gramos de brócoli, 40 gramos de queso parmesano y 2 huevos.

- Para comenzar herviremos el brócoli en agua.
- Cuando esté listo lo escurriremos y cortaremos los tallos sobrantes.
- Cortaremos el brócoli restante en trozos y dejamos enfriar.
- Acto seguido rallamos el queso y lo reservamos.
- Batimos los huevos con un poco de sal.

- En un recipiente mezclamos todos los ingredientes, el queso, con el brócoli y con los huevos batidos hasta formar una masa.
- Haremos bolas de esta masa y las aplastaremos hasta crear una masa fina redonda.
- En una sartén con una pizca de aceite caliente, freímos levemente las tortas, hasta que queden ligeramente doradas.

BRÓCOLI AL ESTILO ITALIANO

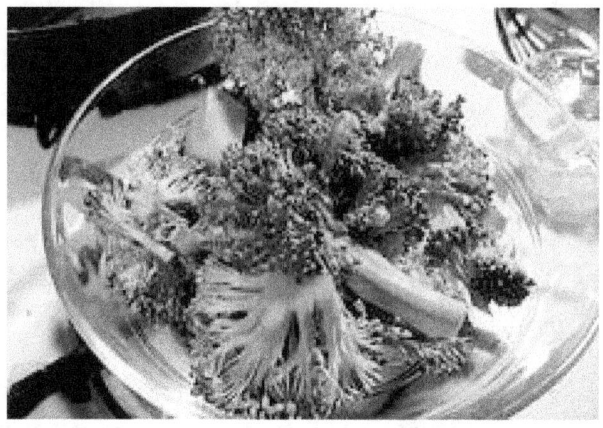

 Necesitaremos 500 gramos de brócoli, un zumo de limón recién exprimido, aceite de oliva, ajo picado, perejil, pimienta y sal.

- Para comenzar cortamos el brócoli desechando los tallos.
- Cortar el brócoli en floretes de 4 centímetros.

- Pelar el resto del tallo y cortarlo en rebanadas de 1.5 centímetros de grosor.
- En una cazuela, hervir agua a fuego alto. Agregar el brócoli y esperar a que vuelva a hervir.
- Reducimos el fuego a la mitad.
- Cocemos sin tapar durante 5 minutos.
- Lo escurrimos tras esto, y lo distribuimos por la bandeja que vayamos a utilizar para servirlo.
- Aparte mezclamos el zumo de limón, el aceite, el ajo, el perejil y la pimienta en un recipiente.
- Tras esto incorporamos esta mezcla sobre el brócoli y lo dejamos reposar por una hora o dos, para que se mezclen los sabores.

BIBLIOGRAFÍA DE INTERÉS

http://www.geosalud.com/Cancerpacientes/antigeno%20prostatico.htm

http://articulos.mercola.com/sitios/articulos/archivo/2014/10/27/germinado-de-brocoli-autismo.aspx

http://www.abc.es/local-comunidad-valenciana/20150305/abci-estudio-brocoli-cancer-201503051203.html

5. JENGIBRE

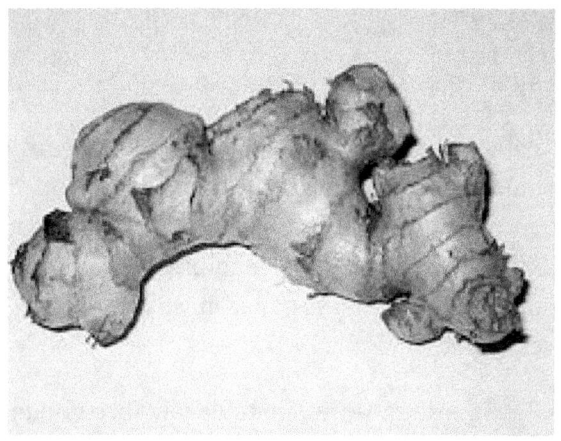

El jengibre crece en todas las regiones tropicales del mundo. Se encuentra de mayor calidad en Jamaica, la India y en Australia. Aunque China y Perú producen y venden en mayor cantidad.

La parte del jengibre útil para el consumo es la raíz (el rizoma). El consumo de esta raíz, se ha llevado a cabo con fines medicinales y culinarios desde hace miles de años.

¿POR QUÉ JENGIBRE?

El jengibre tiene propiedades medicinales. Se sabe que es un excelente anticoagulante para la sangre además de estimular el sistema circulatorio.

Regula el metabolismo debido a que el consumo de esta planta, facilita la absorción de los nutrientes de los alimentes. La falta de apetito puede combatirse con jengibre.

Ayuda a la desaparición de mareos.

También es antiinflamatorio. Por lo que desinflama los músculos fatigados o hinchados por lesión, de manera que es beneficioso para reducir la fatiga post-entreno. Además de todo ello el jengibre ayuda al crecimiento muscular, si quieres ganar masa muscular el jengibre es imprescindible.

Poca gente sabe que un té de jengibre puede ser mejor que un medicamento convencional a la hora de tratar la congestión que produce el dolor de garganta o la gripe.

Si eres asmático o sufres parecidos problemas, incluir el jengibre en tu alimentación diaria junto a un poco de miel aliviará en parte tus dificultades porque es un expectorante.

¿CÓMO COMPRARLO Y CONSUMIRLO?

El jengibre lo puedes encontrar actualmente en hipermercados, en sus fruterías, en la sección de frutas exóticas junto a los aguacates y los mangos.

El jengibre no requiere que esté blando o duro para su consumo, es un poco indiferente, ya que la mayoría son iguales y no son frutos que se degraden rápido.

A la hora de consumirlo, recomiendo consumirlo sobretodo en té, aunque también puedes hacer ralladuras del mismo y servirlo sobre ensaladas. También se puede usar para hacer licuados o en batidos. Y por supuesto, usar el jengibre en polvo que se puede encontrar en la sección de especias para añadir a ensaladas, carnes, guisos... su sabor es fuerte, así que poco a poco hasta que te acostumbres.

Otra opción es elaborar las famosas galletas de jengibre y, para los más perezosos, existe en polvo, como las especias, y esta es una gran opción para añadir a carnes, pescados y ensaladas.

RECETAS

TÉ DE JENGIBRE

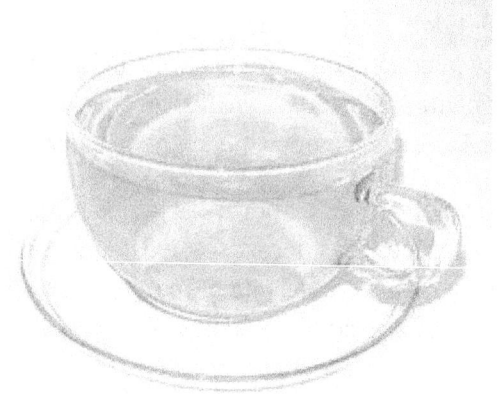

Para hacer este exquisito y beneficioso té necesitarás, dos generosas cucharadas de jengibre fresco rallado, un litro de agua, una cucharada de miel y el jugo de un limón.

- Primero lava el jengibre y pélalo.
- Después hierve agua en una cazuela.
- Cuando esté hirviendo el agua, echa el jengibre, la miel y el jugo de limón.
- Remueve bien por dos minutos.
- Tras esto apaga el fuego y deja reposar durante 5 minutos la mezcla.

ENSALADA DE CHAMPIÑONES CON JENGIBRE

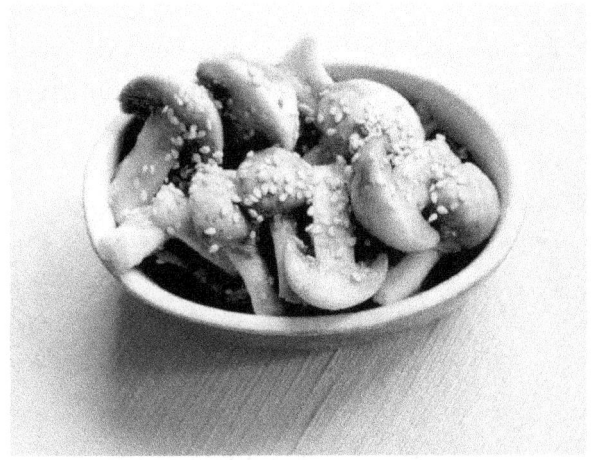

Necesitarás unos 150 gramos de champiñones blancos laminados, dos cucharadas de aceite y el tamaño de tu dedo pulgar equivalente a jengibre ya rallado.

- Freiremos los champiñones, aunque también, lavados bien en agua se pueden consumir, y tras esto, los depositaremos en un cuenco pequeño.
- Tras depositarlos, si no están fritos, añadir las cucharadas de aceite y el jengibre picado por encima.
- Si están fritos, simplemente añadir la planta.

BILIOGRAFÍA DE INTERÉS

http://espanol.mercola.com/boletin-de-salud/esta-especia-redujo-dramaticamente-los-tumores-de-prostata-en-ratones.aspx

http://www.herbwisdom.com/es/herb-ginger-root.html

6. HUEVOS

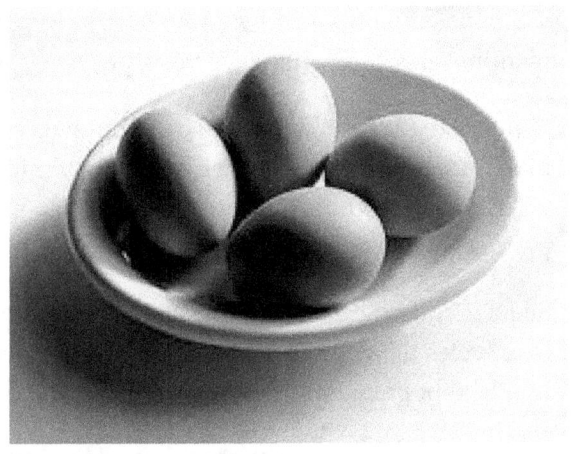

Poca presentación hay que hacer, los huevos de las aves constituyen un alimento habitual en la alimentación, y es prácticamente imprescindible. Se presentan protegidos por una cáscara y son ricos en proteínas (principalmente albúmina, que es la clara o parte blanca del huevo) lípidos, y muchos aminoácidos esenciales.

Son un alimento de fácil digestión, componente principal de múltiples platos dulces y salados, y una parte imprescindible en muchos otros debido a sus propiedades

¿POR QUÉ HUEVOS?

Porque es un poderoso alimento compuesto de vitaminas tan importantes como A, D, K, B2, B5, B12 y en minerales como hierro, fósforo, potasio y selenio.

Si por la mañana ingieres dos o tres huevos en tortilla o bien duro, aumentas el poder saciante y limitas la ingesta de alimentos durante el día. Esto es importante para la gente que está preocupada por los atracones.

Se ha demostrado que la ingesta de huevos no afecta a los niveles de colesterol en sangre, en contrario a la creencia popular.

Se puede considerar la mejor fuente de proteína natural, por valor biológico y utilización neta de proteína (sólo lo superan suplementos de proteína aislada, como proteína de suero).

La yema aporta carotenoides como luteína y zeaxantina,que son dos nutrientes muy importantes para mejorar la vista.

Excelente aporte de colina (que se corresponde con la vitamina B y bajos niveles de esta produce afecciones en el hígado graves), es importante para el cerebro, y un reciente estudio de 2010 reconoce que solo el 10% de la población llega a la cantidad recomendada.

Fuente de Omega 3, si hablamos de huevos de calidad, huevos de granja, ecológicos y a malas camperos, sabemos que su procedencia es segura, y que el aporte de omega 3 está garantizado debido a la buena alimentación de las gallinas, a que han estado en libertad y se han movido, y su nivel de vida no ha sido estresante.

¿CÓMO COMPRARLO Y CONSUMIRLO?

Has de fijarte bien en que el primer digito que aparece en la cáscara del huevo sea el número 0 o 1 porque ese número determina el tipo de crianza de la gallina. Olvídate de los que empiezan por el número 3 o 2 a pesar del precio tan apetecible que suele presentar.

Los huevos con el 0 son los ecológicos, procedentes de gallinas libres con una alimentación de calidad. Los huevos 1 son de gallinas libres, pero alimentadas con pienso. Los huevos 2, rara vez se encuentran, son de gallinas libres a ratos y alimentadas con pienso. Y los huevos 3 son de gallinas siempre enjauladas sin moverse y alimentadas con pienso.

En cuanto a su consumo, considero que es muy variado. Puedes comerlo cocido, revueltos, en tortilla, frito... Frito es la forma menos sana. Puedes utilizarlo como complemento de ensaladas al cocerlo. Puede ser un perfecto acompañante de verdura cuando no dispones de fuentes de proteína animal como carne o pescado. Es un alimento necesario para mantener una salud estable y equilibrada. Es vital para iniciar un verdadero cambio alimentario.

RECETAS

HUEVOS RELLENOS DE ATÚN

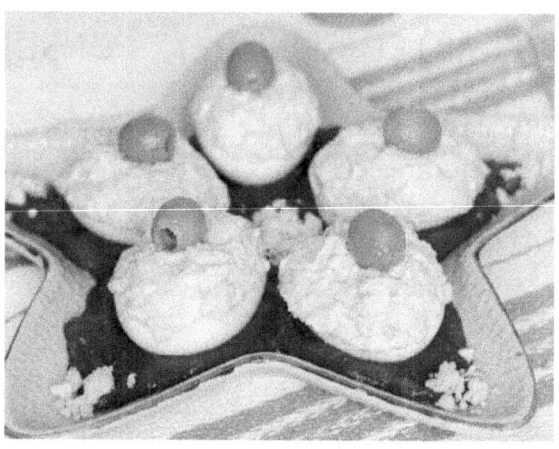

Vamos a necesitar 6 huevos, 3 latas de atún en aceite de oliva virgen extra, 3 cucharadas de mayonesa, 1 bote de aceitunas rellenas de anchoas y salsa de tomate extra.

- Para comenzar, cocemos los huevos en agua hirviendo durante 20 minutos, pasado este tiempo los sacamos del agua y los refrescamos con agua fría.
- Cuando estén fríos los pelamos y los partimos por la mitad.
- Quitamos las yemas y las dejamos apartadas en un bol.

- A este le añadimos el atún, la mayonesa y las aceitunas troceadas reservando de vez en cuando hasta que mezcle bien.
- Con ayuda de una cuchara vamos rellenando las mitades de claras, dándole forma abombada al relleno, adornamos con las aceitunas.
- El fondo puede ser tomate, aunque siempre puedes utilizar una salsa que te guste más, como el
- guacamole.

TORTILLA FRANCESA

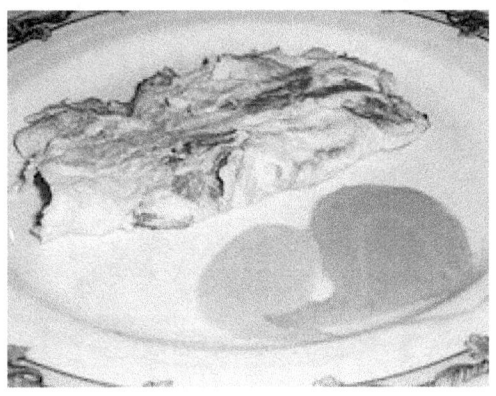

Para dos personas, vas a necesitar 2 huevos, 2 cucharaditas de aceite de oliva virgen extra, sal y 2 cucharadas de leche.

- Rompe los huevos en la sartén y deja caer su contenido en un cuenco.
- Echa sal y bate bien con un tenedor.

- Añade las dos cucharadas de leche porque le va a dar un aspecto jugoso a la tortilla, aparte de aumentar el porcentaje de proteína ingerida total.
- Acto seguido vacía el contenido en una sartén con el aceite ya precalentado.
- Remueve unos 30 segundos y cuando se cuaje la tortilla, dóblala por la mitad.
- Enróllala por los extremos y dale la vuelta haciéndola rodar por la sartén o dándole la vuelta con una pala ancha.

BIBLIOGRAFÍA DE INTERÉS

http://www.ncbi.nlm.nih.gov/pubmed/21134328

http://www.ranm.es/images/pdf/prensa/20140606_NP_Nutricion.pdf

7. CACAO

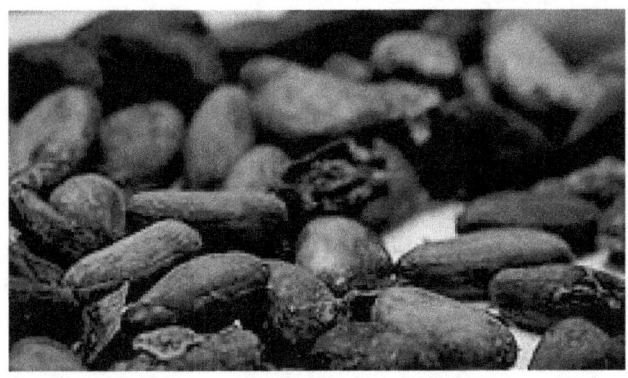

El cacao proviene del sureste de México que se extiende desde Mesoamérica hasta las selvas del Amazonas, suele crecer en regiones y países como Venezuela, Ecuador, Brasil, Perú y cuencas del Orinoco en Sudamérica.

Realmente el fruto del cacao es una baya que se llama maraca o mazorca, que tiene forma de calabacín y que se vuelve roja o amarilla. Suele pesar aproximadamente 450 gramos cuando madura (de 15 a 30 cm de largo por 7 a 12 de ancho).

¿POR QUÉ CACAO?

Porque tiene un efecto protector sobre el sistema cardiovascular al menos en las tres horas siguientes al consumo. Después de ingerir una dosis de 100g. de chocolate negro (más de 70% de cacao) se observó un efecto beneficioso sobre la función secretora de las células que recubren los vasos sanguíneos y sobre la reflexión de las ondas de pulso (un indicador de la presión que soportan las arterias) en las tres horas siguientes a la ingestión, aunque la rigidez de las arterias no se vio afectada.

En otro estudio, esta vez europeo, se comprobó que los individuos que tomaban más chocolate negro presentaban mejores cifras de presión sanguínea y hasta un 50% menos de posibilidades de morir de una dolencia cardiovascular. Los científicos indicaron que el alto contenido en flavonoides – unos potentes antioxidantes – promueven la disponibilidad de óxido nítrico, un elemento indispensable en el mecanismo vasodilatador que, a su vez, contribuye a normalizar la tensión arterial.

El cacao natural puro contiene muchas procianidinas, además de flavonoides que han demostrado actuar como protector frente al cáncer, cardiopatía isquémica e ictus.

Tras una hora después de haber ingerido cacao puro se aprecia hasta un 20% de incremento de sustancias antioxidantes en plasma sanguíneo, referido a chocolate negro o amargo, es decir, sin leche o azúcar. Los resultados apoyan la tesis de que éste chocolate podría contribuir a prevenir enfermedades cardiovasculares y de algunas formas de cáncer.

Los niveles de estrés de mujeres embarazadas que consumen chocolate. Un estudio que se hizo sobre 300 mujeres y categorizaron parámetros emocionales en los bebés como temor, sonreír y reír, y facilidad para calmarse. Los resultados a los seis meses de parto indicaron que los niños de las mujeres que consumieron chocolate de forma regular durante el embarazo, "sonríen y ríen mucho" y "son más activos.

¿CÓMO COMPRARLO Y CONSUMIRLO?

El chocolate negro cada vez es mucho más habitual en nuestros supermercados habituales. De hecho, se puede encontrar cada vez con más facilidad, chocolates de 70%, 75%, 80%, 85%, 90% incluso del 99%. Yo recomiendo comer a partir del 85% hacia arriba. Ese % indica la cantidad de cacao del chocolate, mientras que el resto será azúcar, así cuanto más alto mejor.

Incluso también están comercializándose por parte de algunas marcas, botes de cacao 100% puro desgrasado y sin azúcares añadidos, algo que se agradece enormemente y que sirve para sustituir a los peligrosos cacaos en polvo solubles con azúcar que todos hemos desayunado alguna vez.

El consumo del cacao puede hacerse a través de onzas, después de comer, o a modo de snack a media tarde. Dos onzas son una cantidad más que saludable. También puedes hacerlo trozos diminutos y fabricar galletas con trozos de chocolate o bien añadirlo como complemento al yogur.

RECETAS

Brownie de chocolate negro

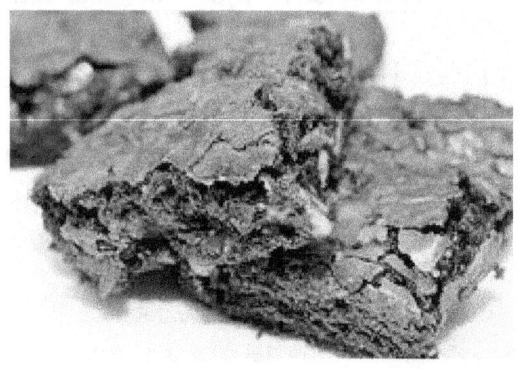

Vas a necesitar unos 200 gramos de chocolate negro picado, 200 de mantequilla, 200 de miel, 80 de harina de almendras, 4 huevos y 10 nueces.

- Bate los huevos con la miel en un bol.
- Acto seguido trocea el chocolate y la mantequilla y deja que se fundan removiendo con cuidado.
- Una vez totalmente fundido, mezcla esto con el bol del os huevos y la miel.
- Por otra parte, mezcla las nueces y la harina.
- Añádelo al bol principal y mezcla bien los huevos.

- Coloca toda la mezcla en una bandeja de horno untada de mantequilla por abajo para que no se quede pegado el brownie.
- Déjalo en el horno a 200º durante 30 minutos, después deja que se enfríe.

CHOCOLATE EXPLOSIVO

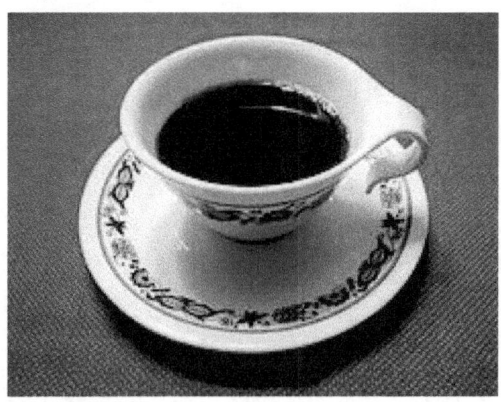

Aquí vas a necesitar dos cucharadas de cacao en polvo desgrasado, una de miel, canela y un vaso de leche de almendras sin azúcares añadidos.

- Se trata de algo muy sencillo a la vez de nutritivo ya que te aporta proteínas gracias a la leche de almendras, y una importante fuente de carbohidratos y energía debido al cacao y a la miel.
- Rellena una taza con leche de cabra y añade dos cucharadas de chocolate en polvo sin azucares.
- Déjalo en el microondas por un minuto.

- Al retirarlo, añadir la cucharada de miel y una cucharadita de canela.
- Remover bien y con intensidad para que el cacao no se quede al fondo de la taza.

BIBLIOGRAFÍA DE INTERÉS

http://www.elmundo.es/salud/2014/10/27/544d5bf022601dc5298b4582.html

http://www.greenmedinfo.com/article/chocolate-consumption-associated-substantial-reduction-risk-cardiometabolic

http://www.investigacionyciencia.es/revistas/mente-y-cerebro/numero/60/cacao-para-mejorar-la-memoria-11079

8. FRUTOS ROJOS

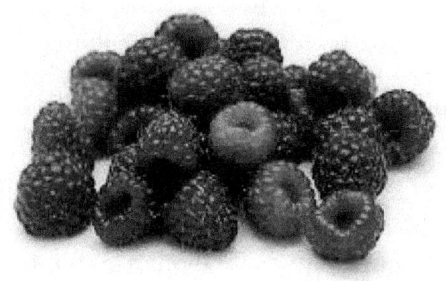

Son frutas de pequeño tamaño que no se cultivan como otras, sino que crecen de arbustos silvestres. Actualmente se ha desarrollado métodos que permiten su cultivo, pero originariamente su origen no es ese.

Se consideran frutos rojos los siguientes: el arándano tanto rojo como el azul, la cereza, frambuesas, fresas, la mora, el madroño y la guinda entre otras menos conocidas.

La mayoría de los frutos rojos que encontramos en entornos naturales son frutas comestibles, aunque hay que tener cuidado porque algunas son venenosas.

¿POR QUÉ FRUTOS ROJOS?

Cada especie de fruto tiene su propia composición. Aunque en cuanto a micronutrientes es importante comprender que son una potente fuente de vitaminas y minerales.

Gracias a los minerales como el potasio, el magnesio o el calcio se les considera un alimento muy nutritivo. Sin olvidar su gran aporte de fibra alimentaria.

Un punto a favor de estos frutos rojos es su alto contenido en flavonoides y antocianos, pigmentos que conceden el tono característico a las frutas rojas y que proporcionan múltiples beneficios para nuestra salud. Estos antioxidantes funcionan evitando el envejecimiento y la destrucción celular de forma prematura, por lo que combaten de forma eficaz las constantes agresiones de nuestro entorno.

A modo de curiosidad, detallamos para qué puede ayudarte consumir un tipo u otro de fruto rojo:

El arándano es utilizado para prevenir las infecciones urinarias gracias a que bloquea la adherencia de las bacterias a la vejiga y la uretra. Las cerezas en cambio ayudan a conciliar el sueño gracias a su contenido en melatonina, triptófano y serotonina.

Por otra parte, las frambuesas debido al ácido salicílico, son beneficiosas para prevenir o retardar la artritis. Las moras consiguen aliviar el mal aliento y previenen de enfermedades bucales.

Y, por último, las fresas, ricas en vitamina C, es un potente antioxidante.

¿CÓMO COMPRARLO Y CONSUMIRLO?

Los frutos rojos cada vez son más accesibles. Los puedes encontrar en supermercados cercanos, en fruterías o congelados. El único inconveniente que puedes encontrar es su elevado precio.

A la hora de consumirlo, se puede hacer perfectamente por separado, ya que todos están buenísimos. Pero también se pueden añadir en yogures, ensaladas u otras comidas. Es imprescindible lavarlos en agua antes de consumirlos.

RECETAS

CREPE DE FRUTOS ROJOS

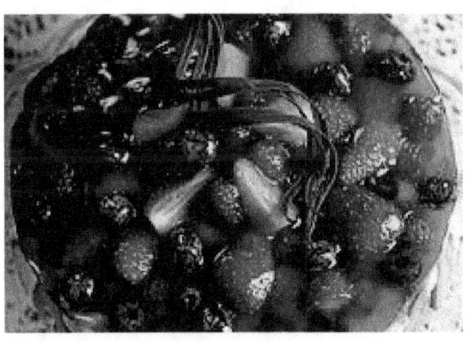

Vamos a necesitar para preparar los crepes: 1 vaso de leche, 2 huevos, 100 gramos de harina de almendra, y 3 cucharadas de mantequilla (a poder ser ecológica).

- Y para el relleno, 1 cucharada de mermelada de frambuesa, 75 gramos de frutos rojos, una cucharada de miel y 1 vaso de agua.
- Primero vamos a batir la leche con los huevos, la harina y la mantequilla hasta obtener una masa homogénea y la dejamos reposar 45 minutos.
- Después echaremos mantequilla en la sartén y añadimos dos cucharadas de la masa preparada por cada crepe.
- Doramos por ambos lados y reservamos.
- Tras esto, y, para terminar, preparamos el relleno.
- En un cazo al fuego, poner el agua, la mermelada de frutos rojos y los frutos rojos hasta la ebullición.
- Lo dejamos cocer y lo trituramos todo bien.
- Tras esto añadimos la miel y rellenamos con esta crema el crepe.

TARTA DE FRUTOS ROJOS

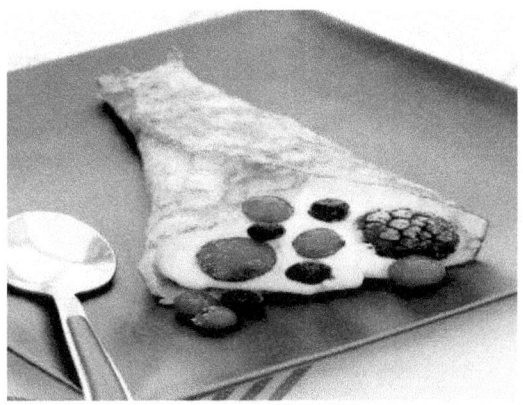

Para elaborarla vamos a necesitar, 300 gramos de queso de cabra blando, 200 gramos de ricota, 1 tarro de leche condensada, 4 huevos, 3 cucharadas de sémola, 1 cucharada de vainilla y frutos rojos.

- Primero mezclamos los huevos con la leche y la vainilla.
- Tras esto agregamos el queso y la ricota en trozos junto a la sémola y se vuelve a mezclar todo.
- Esta mezcla se coloca en una bandeja de horno y se deja por 40 minutos hasta que los bordes se queden dorados, 180º es ideal.
- Dejamos enfriar, y cuando lo esté, decoramos la base al gusto con los frutos.

BIBLIOGRAFÍA DE INTERÉS

http://shawellnessclinic.com/shamagazine/propiedades-de-los-frutos-rojos/

http://salud.ccm.net/news/147465-conoce-los-beneficios-de-los-frutos-rojos

9. NUECES DE MACADAMIA

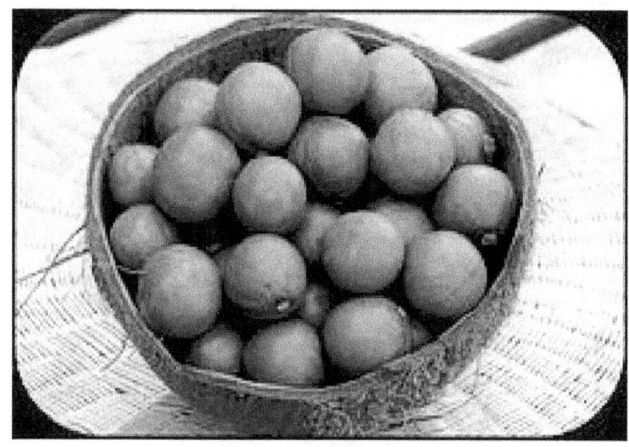

La macadamia se extrae de ocho especies de plantas con flor, las proteáceas. Su origen se encuentra en Australia, Indonesia y en las islas de Nueva Caledonia y Célebes. En la actualidad, se cultiva en Bolivia, Colombia, Costa Rica, Perú, México, Venezuela y Paraguay.

La macadamia recibe otros nombres como nuez maroochi, Queensland nut o nuez de arbusto.

OTROS ALIMENTOS SIMILARES: Nueces, almendras, anacardos, avellanas...

¿POR QUÉ NUECES?

La macadamia se utilizaba para elaborar perfumes y en la actualidad es un ingrediente esencial en muchos cosméticos debido a que contribuye de forma importante a la hidratación de la piel. Y esto lo consigue gracias al ácido graso omega 7.

Es un alimento beneficioso para el colesterol ya que las Macadamias aportan efectos positivos sobre el perfil lipídico (esto es, sobre las grasas en sangre), ya que son ideales a la hora de disminuir el colesterol, y el denominado como colesterol LDL (lipoproteínas de baja densidad).

Se ha constatado que el consumo regular de nueces de Macadamia reduce el riesgo de muerte por enfermedad cardiaca coronaria.

Por otro lado, son especialmente ricas en ácidos grasos omega 3, que nos ayuda a reducir drásticamente el riesgo de padecer enfermedades cardiacas, cáncer o osteoporosis. Además de prevenir y reducir los dolores de artritis o los calambres menstruales.

Ayuda a realizar una buena digestión porque promueve el movimiento de alimentos a través del tracto digestivo. Así evitarás hinchazones o estreñimientos.

Al ser un fruto seco de las características ya comentadas, te permite saciarte con rapidez y evitar los antojos innecesarios.

¿CÓMO COMPRARLAS Y CONSUMIRLAS?

La puedes encontrar en cualquier supermercado, se ha vuelto un fruto seco muy comercializado por sus múltiples beneficios así que no tendrás problemas en encontrarla.

También es cierto que su precio es algo más elevado que otros frutos secos como las almendras o las avellanas, ya que estas no son tan completas.

La puedes consumir a modo de snack. Personalmente creo que es la mejor opción. Cuando sientas un antojo de algo que no es beneficioso para ti, toma un puñado de Macadamias. Es un saciante perfecto.

También la puedes añadir a ensaladas, o puedes picarla y espolvorearla por encima de carnes y pescados. Incluso, puedes picarla, y hacer galletas o integrarla en bizcochos.

RECETAS

Cookies de macadamia y chocolate

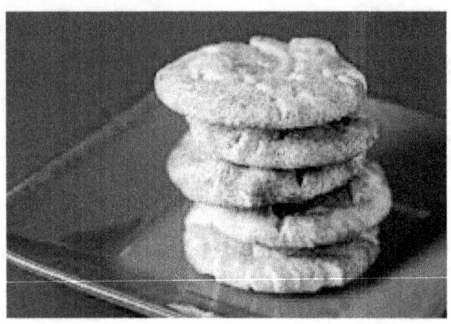

Necesitaremos, 2 cucharadas de mantequilla (ecológica o vacas de pasto a ser posible), 3 cucharadas de miel, 1 o 2 huevos (camperos o ecológicos a ser posible), 1 cucharadita de extracto de vainilla natural, 4 o 5 cucharadas de harina de almendra o de trigo, 1 cucharada de bicarbonato de sodio, una de sal, unos 100 gramos de macadamia picadas y unos 75 gramos de chocolate negro de más del 85% picado.

- Mantenemos el horno a 200º.
- Batimos la mantequilla con la miel hasta crear una crema.
- Agregamos el huevo, la vainilla y batimos hasta que quede una masa homogénea.
- En otro bol, mezclamos la harina, el bicarbonato y la sal.
- Tras mezclar agregamos la mezcla de la miel y los huevos.

- Y acto seguido integramos la macadamia triturada y el chocolate.
- En una bandeja con papel al val untada de mantequilla para que las galletas no se queden pegadas, iremos insertando cucharadas redondas en la base.
- Las pondremos a una distancia de 5 centímetros entre ellas y las meteremos al horno durante 15 minutos.
- Cuando estén doradas, estarán listas.
-

ENSALADA DE POLLO CONFITADO CON AGUACATE Y FRUTOS SECOS.

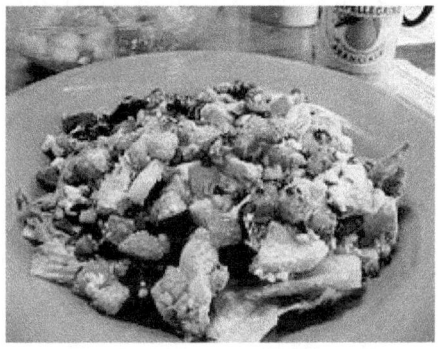

Necesitaremos: 4 pechugas de pollo, 1 bolsa de brotes tiernos, 3 ramitas de cilantro, 1 aguacate, 6-8 nueces pacanas, 6-8 nueces de macadamia, aceite de oliva virgen (cantidad suficiente para el confitado), sal, cayena (cantidad al gusto), vinagre balsámico.

- Pon a calentar aceite de oliva virgen en un recipiente suficiente grande para poder sumergir las pechugas de pollo. Caliéntalo hasta los 60ºC, añade Cayena, e introduce las pechugas dejándolas de 30 a 40 minutos.
- Prepara una sartén para después tostar las pechugas un poco.
- Mientras el pollo se prepara, ve preparando los platos colocando brotes y hojas de lechugas variadas.
- Pela los frutos secos y repártelos por los platos junto con las hojas de cilantro.
- Cuando el pollo esté listo, tuéstalo un poquito en la sartén hasta dorarlo.
- Pela y corta el aguacate en láminas y añádelo a los platos.
- Por último, añade sobre la base de lechuga, frutos secos y aguacate el pollo confitado.

BIBLIOGRAFÍA DE INTERÉS

https://nutricionfundamental.wordpress.com/2012/07/04/nueces-macadamia-factores-riesgo-enfermedades-cardiovasculares/

http://www.saludcasera.com/superfoods/nuez-de-macadamia-nutricion-beneficios-medicina/

10. YUCA

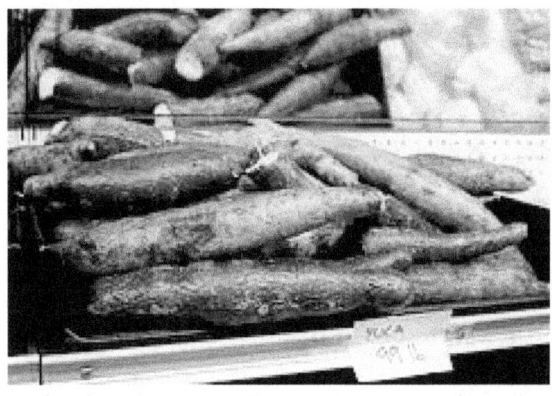

Las yucas son plantas provenientes del norte y del centro de América, aunque también se puede encontrar en Asia y África.

Pertenece a la familia de las Euforbiáceas. Es un alimento que se parece a la patata. En gran medida por su alto contenido en carbohidratos.

OTROS ALIMENTOS SIMILARES: Batata, boniato, plátano macho, patata...

¿POR QUÉ YUCA?

Es un almidón que te va a proporcionar saciedad gracias a que es rico en carbohidratos complejos.

Se recomienda su consumo a cualquier edad, pero en especial para niños y adolescentes. Esto es debido a que su alto nivel de hidratos de carbono cubre perfectamente las necesidades energéticas diarias que este grupo de la población suele demandar.

Este tubérculo es simple de digerir. Por ello, y por sus propiedades nutricionales está recomendado para personas que han tenido o tienen gastritis, reflujo u otro tipo de afección digestiva relacionada con el estrés.

Es apto para celiacos.

Aporta vitaminas B minerales como fósforo o hierro.

Dado que contiene una toxina que es eliminada tras la cocción, no es recomendable consumirla cruda.

Es baja en calorías y en grasas, por lo que puede ser ideal en dietas equilibradas y bajas en grasas.

¿CÓMO COMPRARLO Y CONSUMIRLO?

La puedes encontrar en cualquier supermercado, en la sección de frutas tropicales, normalmente junto a los aguacates y al jengibre. Quizás también la encuentres en fruterías de tu propio barrio.

La yuca puedes hervirla, cocerla, asarla o freírla, al igual que una patata. Puedes usarla para acompañar carnes y pescados o como snack cuando sientas necesidad de picar entre horas ya que su efecto saciante te será efectivo.

RECETAS

YUCA CON HUEVOS

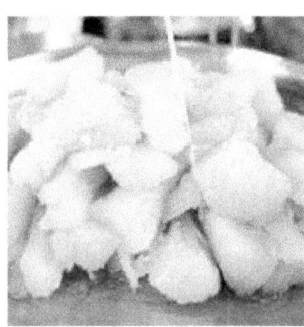

Para este plato vamos a necesitar: medio kilo de yuca, 4 huevos, pimienta negra, aceite de oliva virgen extra y sal.

- Primero coceremos la yuca, ya pelada y cortada en cuadrados, hasta que con un cuchillo podamos atravesar fácilmente los trozos.
- Al agua de la olla le echaremos sal y una pizca de aceite.
- Tras la cocción, quitaremos la hebra que queda en el centro de la yuca y escurriremos el agua.
- Tras esto, en una sartén a fuego medio con dos o tres cucharadas de aceite, insertaremos los dados de yuca y los freímos.
- Intenta que ambos lados queden dorados, dales la vuelta mientras las cocinas.
- Acto seguido retira los trozos de yuca y deja la sartén con una cucharada de aceite, no más.

- Ahora añade de nuevo los trozos de yuca y rompe los huevos encima.
- Echa sal y pimienta negra y revuelve todo.
- Cuando cuaje el huevo, sirve en caliente.

YUCA CON QUESO

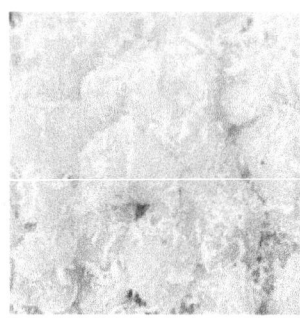

Necesitaremos mantequilla, queso rallado, un kilo de yuca, queso parmesano unos 100 gramos, pimienta negra, sal fina y nuez moscada.

- Vamos a cocerla siguiendo el procedimiento de la anterior receta pero esta vez entera.
- Una vez esté tierna, vamos a triturarla.
- Lo mejor es pasarla por una batidora o un pasapurés.
- Antes de esto, miramos si queda alguna hebra que podamos retirar.
- Cuando la yuca quede como una masa, la mezclamos con 4 cucharadas de mantequilla a temperatura ambiente.

- Después añade queso parmesano y el otro queso (de cabra preferiblemente) los dos, rallados.
- Echamos la nuez moscada, pimienta y la sal y mezclamos todo hasta que quede una masa compacta y homogénea.
- Ponemos esta masa en una bandeja de horno.
- Espolvoreamos trocitos de mantequilla por la superficie y metemos el recipiente al horno, a 200º.
- En 20 minutos o un poco menos, estará listo.

BIBLIOGRAFÍA DE INTERÉS

http://www.corpoica.org.co/SitioWeb/Archivos/ofert
a/POSIBILIDADESYALCANCES.pdf

http://www.fitnessrevolucionario.com/2014/12/15/a
lmidon-resistente-para-mejorar-tu-salud-y-beneficios-
de-recalentar-la-comida/

OTROS ALIMENTOS A CONSIDERAR

En este libro se incluyen únicamente 10 alimentos porque creemos que incluir estos 10 alimentos juntos pueden comenzar a marcar una diferencia en tu vida.

¿Pero la cosa se queda ahí? ¿Sólo existen 10 alimentos fáciles de conseguir, hiper nutritivos, y beneficiosos para tu salud? La respuesta es obviamente no, pero estos diez en concreto son un comienzo perfecto.

Ve incorporándolos poco a poco en tu dieta. No trates de comer mañana los diez alimentos que hemos presentado de golpe, lo puedes hacer, pero te recomendamos hacerlo progresivamente.

Empieza incorporando algunos de ellos varias veces por semana en tu dieta, y una vez que te hayas acostumbrado, añade otro, y luego otro, sin dejar de tomar los anteriores. Hasta que te hayas acostumbrado a tomarlos de forma natural.

¿Que ya te comes todos ellos? Bien, puedes ir a por más:

- Cacao
- Té verde/ Blanco/ Rojo/ Negro y otras infusiones
- Canela

- Todo tipo de especias.
- Frutos secos crudos, prácticamente cualquiera.
- Aceite de oliva virgen extra.
- Aceite de coco virgen extra.
- Todo tipo de verduras.
- Hortalizas
- Frutas.
- Pescado azúl salvaje.
- Carne de pasto, ecológica.
- Jamón ibérico de bellota.
- Avena.
- ...

OTROS LIBROS DE EDITORIAL KAIZEN

Editorial Kaizen está orientada a la edición y distribución de libros de desarrollo personal, incluyendo el desarrollo de una salud plena, un cerebro ágil, una mentalidad triunfadora, una educación financiera etc.

¿Te gustaría estar al día de las actualizaciones para bajártelas gratuitamente? ¿O disfrutar de libros gratuitos en exclusiva y enterarte de los nuevos lanzamientos?
Pues entonces, **SUSCRÍBETE a nuestra lista de correo electrónico:** http://eepurl.com/bs9igz

Esperamos que disfrutes de nuestros libros y te ayuden a convertirte en una mejor versión de ti mismo.

YA DISPONIBLES

- **Alimentos tóxicos: cómo detectarlos**
  Adrián del Arco.

  Con este libro aprenderás a detectar alimentos perjudiciales para tu salud en un supermercado, y a comparar entre diferentes marcas cuál es el mejor producto.
  Serás capaz de leer etiquetas alimentarias en tan solo 5 segundos, y de forma muy sencilla.

El libro contiene además ejemplos reales para que aprendas a poner en práctica lo aprendido, se comparan diferentes productos de diferentes marcas de pan de molde, jamón de york, chocolate, cereales...

- **75 fantásticos acertijos de lógica.**
Explicación y respuesta con un sólo click.
M.S. Collins

Este libro te invita a desafiar tu mente y estimular tu habilidad de pensar de forma diferente. Tendrás que poner a prueba todas las partes de tu inteligencia: la agudeza, la imaginación, la perspicacia, la deducción, la creatividad, la memoria, la reflexión etc. ¿Te atreves?

PRÓXIMAMENTE:

- **Alimentos tóxicos II: el antídoto.**
Adrián del Arco.

En este libro se analizan más de 500 productos de supermercados españoles y se seleccionan los mejores productos de cada categoría: las mejores pechugas de pavo, los mejores panes de molde, la mejor leche, los mejores huevos o la mejor pizza.

UNA ÚLTIMA COSA...

Si te ha gustado este libro o lo has encontrado útil por algún aspecto, te estaría muy agradecido si pudieras publicar un breve comentario positivo en Amazon.

Además de incluir en él aquellas cosas que cree que se pueden mejorar. Leo todos y cada uno de los comentarios, y los tendré en cuenta para hacer que este libro aún mejor con la siguiente edición, que podrás descargártela gratuitamente.

Muchas gracias por tu apoyo, y hasta pronto.

www.ingramcontent.com/pod-product-compliance
Lightning Source LLC
Chambersburg PA
CBHW070842180526
45168CB00002B/928